CONTRIBUTION A L'ÉTUDE

DE L'ÉVENTRATION

CONSÉCUTIVE A L'EMPLOI

DU DRAINAGE " A LA MIKULICZ "

MOYENS D'Y REMÉDIER

PAR

Le Dr Victor MILLOT

LYON

A. REY & Cie, IMPRIMEURS-ÉDITEURS DE L'UNIVERSITE

4, RUE GENTIL, 4

Avril 1902

CONTRIBUTION A L'ÉTUDE

DE L'ÉVENTRATION

CONSÉCUTIVE A L'EMPLOI

DU DRAINAGE A LA "MIKULICZ"

MOYENS D'Y REMÉDIER

CONTRIBUTION A L'ÉTUDE

DE L'ÉVENTRATION

CONSÉCUTIVE A L'EMPLOI

DU DRAINAGE " A LA MIKULICZ "

MOYENS D'Y REMÉDIER

PAR

Le Dr Victor MILLOT

LYON

A. REY & Cie, IMPRIMEURS-ÉDITEURS DE L'UNIVERSITE

4, RUE GENTIL, 4

Avril 1902

A mon Président de Thèse

M. LE PROFESSEUR FOCHIER

Professeur de Clinique obstétricale,
Chevalier de la Légion d'honneur.

A MON PÈRE ET A MA MÈRE

A TOUS MES PARENTS

A MES AMIS

Au moment de quitter l'Université de Lyon, où nous avons fait nos études médicales, nous tenons à offrir l'hommage de notre respectueuse reconnaissance à tous nos maîtres éminents des hôpitaux et de la Faculté.

M. le professeur Fochier nous a toujours cordialement reçu au cours des quelques entrevues que nous lui avons demandées pour la mise à point de ce travail. Il a bien voulu accepter la présidence de notre thèse. A lui vont d'abord nos hommages et notre reconnaissance.

M. le professeur agrégé Condamin nous a donné l'idée de cette étude. Il a bien voulu nous aider et nous guider sans compter son temps. Nous l'en remercions bien sincèrement et garderons de lui le meilleur souvenir.

M. le Dr Goulliou nous a fait largement profiter de sa grande expérience ; il nous a reçu trop aimablement pour que nous l'oubliions.

Remercions enfin tous ceux à l'expérience desquels nous avons fait appel et qui nous ont prodigué leurs lumières et leurs bons conseils.

V. M.

INTRODUCTION

Ce n'est pas le procès du drainage « à la Mikulicz » que nous voulons entreprendre ici. Ce mode de drainage est et restera une des plus belles conquêtes de la chirurgie abdominale. Il a d'une façon irrémédiable son droit de cité ; son apologie ne se fait plus par la discussion de ses avantages et par l'accumulation et la critique des observations. Tout chirurgien a dans son expérience foule de malades guéris grâce à un Mikulicz et un grand nombre de malades perdus faute de n'avoir pas eu recours à ce drainage. Toutefois, nous voudrions bien qu'il fût entendu que ce n'est pas de la chirurgie parfaite, de la chirurgie idéale que l'on fait en ouvrant un ventre pour y placer une mèche de drainage. Nous voudrions faire admettre qu'en chirurgie abdominale, en renonçant aux avantages de la réunion par première intention, on perd non seulement du temps grâce aux infections secondaires, aux fistules, aux suppurations de la plaie, mais encore qu'on va à l'encontre d'une infirmité avec laquelle il faut compter, *l'éventration*, et ceci très, très souvent ; nous dirions même constamment en bon polémiste qui croit devoir exagérer pour faire accepter une partie de ses idées, si en matière scientifique l'exagération n'était jamais permise, et si, en clinique, il n'était pas plus permis de dire « toujours » que de dire « jamais ». Ce n'est certes pas le parallèle du drainage et de la réunion par première intention en faveur de cette dernière que nous voulons reprendre. Depuis le jour où Bœckel, à la Société de Chirurgie de Paris, en 1885, se laissait aller à dire que le drainage était pour lui une erreur chirurgicale, jusqu'au dernier Congrès de chirurgie inauguré par un discours de son président, M. le professeur Poncet, sur la chirurgie à ciel ouvert, la querelle des réunionnistes et des non réunionnistes a eu bien des vicissitudes. Elle n'est pas près de s'éteindre. Aussi ne voulons-nous pas nous engager sur ce terrain. Nous voulons seulement bien établir un fait clinique : la fréquence de l'éventration consécutivement à l'emploi du « Mikulicz », et étudier les moyens d'y remédier.

D'autres tireront des conclusions générales de cette étude, diront que le drainage est trop souvent employé que la chirurgie abdominale exige, plus que la chirurgie des autres organes une asepsie parfaite, un outillage et une éducation spéciaux, qu'il vaut mieux dans tel cas particulier se borner à une laparotomie exploratrice qu'à une exérèse faite à demi, terminée par un drainage à la Mikulicz. Pour nous, nous dirons et répéterons dès le début que quelques succédanés du « Mikulicz » qu'on propose, ces succédanés ne le remplaceront jamais ; qu'on sera toujours, dans bien des cas, obligé d'avoir recours à ce drainage.

Nous plaçons ces quelques affirmations générales au début de notre travail car, étant donné le titre de notre sujet, la façon dont nous allons l'aborder tout à l'heure, on pourrait croire que c'est un travail de sape du « Mikulicz » ; il n'en est rien. Nous nous garderions bien de nous laisser aller sur cette pente fatale qui nous conduirait à la suppression de l'emploi de ce mode de drainage. Vu l'asepsie souvent relative qu'on peut obtenir, les chirurgiens savent comment, de cette façon là, on s'expose à un accident mortel. Et nous irions alors à l'encontre de cet argument de sentiment *(summum jus, summa injuria)* qu'il vaut mieux dix femmes éventrées qu'une femme morte.

Nous voudrions par contre attirer l'attention du chirurgien sur la fréquence de ces éventrations, leurs inconvénient et surtout leur évolution progressive fatale, si bien qu'on ne saurait trop faire pour les éviter, les prévenir, les traiter dès le début et à ce moment d'une façon radicale.

CONTRIBUTION A L'ÉTUDE

DE L'ÉVENTRATION

CONSÉCUTIVE A L'EMPLOI

DU DRAINAGE A LA "MIKULICZ"

MOYENS D'Y REMÉDIER

CHAPITRE PREMIER

ÉTUDE CLINIQUE ET PATHOGÉNIE

Consécutivement à l'emploi du Mikulicz, l'éventration est la règle. Cette affirmation si brutalement exprimée est, nous le verrons tout à l'heure, basée sur l'expérience de tous ceux qui ont une grande pratique de la chirurgie abdominale. Qu'elle est toutefois la fréquence exacte de ses complications? Quel en est le mécanisme? Sous quelles formes se présente-t-elle? A-t-elle de réels inconvénients? Telles sont les questions qui se présentent d'elles-mêmes à l'esprit et que nous allons tâcher de résoudre.

Mais, auparavant, il convient de fixer la définition du terme éventration.

Nous ne nous serions certainement pas attardé à ce point de discussion si les auteurs qui se sont occupés avant nous de la question ne l'avait embrouillée comme à plaisir. Cette question est traitée longuement dans la thèse de Cange lequel, après avoir cité les opinions de R. Auger *(Dictionnaire Jaccoud)*, de L. Hahn *(Dictionnaire Dechambre)*, de Regnier (thèse de Paris, 1879), des accoucheurs Cazeaux, Charpentier, Tarnier, et Chantreuil, Auvard, Doleris, des médecins Glénard, Guinot, Landau, arrive à cette définition proposée par Quénu à la Société de Chirurgie : on doit réserver le nom d'éventration vraie à l'état de distension, d'élargissement de l'espace fibreux qui sépare les bords internes des deux muscles grands droits de l'abdomen sans fissure aponévrotique et qui se produit après certains accouchements. Et cependant la portée du mot éventration post-opératoire paraît très simple. Laissant de côté l'acception donnée à ce mot par les tératologistes, il reste l'éventration aiguë post-opératoire avec issue des intestins au-dehors. C'est aussi l'éventration des médecins légistes. Dès lors, il n'y a pas tant de distinction à faire entre l'éventration post-opératoire, l'éventration des accouchées et la hernie ventrale. Le mot éventration comporte le défaut de résistance de la paroi abdominale, assez marquée pour permettre une grosse hernie. Il peut y avoir hernie ventrale sans éventration ; mais il y a toujours hernie, au moins hernie potentielle, dans l'éventration, c'est-à-dire qu'il suffit de faire faire un effort au malade pour voir apparaître la hernie.

Comme le dit très bien Tournemelle (thèse de Paris, 1901), les éventrations post-opératoires peuvent être groupées au point de vue pathogénique sous les quatre titres suivants : technique imparfaite, action mécanique, hématomes, infection. Dans le cas que nous étudions, le cas d'éventration consécutive à l'emploi du « Mikulicz », c'est de l'infection, de la cicatrisation secondaire de la plaie que relève cet accident. La question ne se discute plus aujourd'hui. A un moment donné, Mac-Burney, en Amérique, et plusieurs de ses collègues prétendaient, avec la suppuration de la paroi et la cicatrisation secondaire, obtenir des cicatrices plus solides dans la cure radicale des hernies. Cette opinion a fait son temps, et tout le monde pense aujourd'hui, avec Lucas-Championnière *(Traité des hernies)*, « que les cicatrices vraiment puissantes, vraiment solides sont celles qui ont été faites par première intention ».

Suivant le siège de l'incision, laquelle peut être médiane, latérale ou postérieure, varie le siège même de l'éventration.

L'incision médiane siège classiquement au-dessus, ou au-dessous de l'ombilic, l'intéressant ou le dépassant bien souvent.

Les incisions latérales, celle de l'appendicite en particulier, donnent une grande proportion d'éventrations. Quant aux incisions postérieures, sur le bord externe de la masse sacro-lombaire au niveau de la loge rénale, elles se compliquent parfois de hernies plus ou moins volumineuses mais qui n'exigent pas de traitement chirurgical.

Le siège de l'incision a-t-il quelque influence sur la production de l'éventration ? Il est possible que cet accident soit plus fréquent dans les incisions sous-ombilicales. Glénard, Laroyenne invoquent la destruction du muscle pyramidal. Il nous semble, qu'en plus, il faut admettre le rôle de la pression abdominale, laquelle augmente à mesure qu'on se rapproche du pubis. A ce sujet, Delgnel (thèse de Toulouse) dans son mémoire, se demande si la pression est égale dans tous les points de l'abdomen, et, de deux (!) opérations faites sur des chiens, il conclut que la pression est plus forte à l'épigastre. Schwerdt pense avec raison que la tension est partout égale dans la cavité abdominale ; mais, à côté d'elle, il existe une autre pression, qu'il appelle pression de surcharge. Celle-ci est due à ce que les organes obéissent aux lois de la pesanteur et elle va en augmentant du sommet de la cavité abdominale à sa partie inférieure. Enfin, il faut bien dire pour expliquer cette plus grande fréquence de la hernie à la partie inférieure de la cicatrice, que c'est là qu'on place le drainage et que c'est à ce niveau que la paroi est la plus affaiblie.

Dans une réunion par seconde intention, la cicatrisation se fait par granulation du fond vers la surface et épidermisation tardive par approche. De plus, dans cette réunion par seconde intention, les plans importants de la paroi abdominale, muscles et aponévroses, n'ont pas pris part, par leurs éléments, à la restauration cicatricielle. Avec leur tendance naturelle à la rétraction, les fibres aponévrotiques ainsi que les muscles ne sont plus affrontés, partant plus réunis.

L'étude anatomo-physiologique de la paroi abdominale, considérée au point de vue de sa résistance, a été faite par tous les classiques à la suite de Cruveilhier. « Les parois abdominales, dit celui-ci, sont en partie musculeuses, en partie aponévrotiques. Aux muscles, sont dues l'extensibilité, l'élasticité et surtout la contractilité. Aux aponévroses sont dues la résistance passive et l'inextensibilité. »

D'autres auteurs, Hyrtl et Huscke, en Allemagne, ont complété cette donnée de Cruveilhier par la détermination expérimentale de la résistance et de l'extensibilité du péritoine pariétal. Hyrtl [1] étend sur un cercle un lambeau de péritoine et lui fait supporter un poids de 7 kilogrammes. Huscke réussit la même expérience avec un poids de 25 kilogrammes.

Quant aux différents muscles de la paroi abdominale, les uns, avec Bérard *(Dict. de méd.*, 3e édit., t. II) reconnaissent une part prépondérante au muscle transverse « formant avec le diaphragme un système complet, fermé », les autres, avec Winslow, une part égale, mais variable avec le point de la paroi abdominale considéré, aux trois muscles, grand oblique, petit oblique et transverse ; les autres, avec Pinard, Dauriac, Quénu, font jouer le principal rôle de soutien de la paroi, aux muscles droits ; les autres, avec Glénard, Laroyenne, au pyramidal. Pour Glénard, la paroi est comme formée de deux parties latérales symétriques inextensibles, et réunies en haut par la ligne blanche, en bas par le pyramidal.

Dans un passage souvent cité, Gil-Wylie a bien indiqué que « l'épais fascia réunissant et séparant les muscles droits, formant leur gaine et constituant la ligne blanche, était en réalité le *tendon* des muscles abdo-

[1] Hyrtl, *Handbuch des Topographischen Anatomie Uren*, 1882.

minaux et que c'était ce fascia, et non les muscles droits, qui donnait à la paroi abdominale sa résistance dans le plan transversal. Les muscles droits sont longitudinaux et très facilement déviés en dehors par toute force agissant transversalement et tendant à les séparer ».

Ces quelques notions anatomo-physiologiques ont été bien mises en évidence par l'excellence de la suture à trois étages, actuellement universellement pratiquée depuis Kowacs en Allemagne et depuis Terrier en France. La Torre (Congrès de Genève, 1896) a fait à ce sujet sur les chiens des expériences tout à fait confirmatives.

On comprend dès maintenant comment, à la suite de l'emploi d'un Mikulicz et d'une cicatrisation secondaire, on a fatalement de l'éventration. Dans ses expériences sur les réunions tendineuses et aponévrotiques, Ranvier a bien vu que la réunion secondaire des fibres tendineuses sectionnées et écartées, pouvait se faire par des cellules tendineuses exsudées de la surface des deux bouts mais à la faveur de la gaine, ce qui n'est pas le cas ici.

Donc, qu'il s'agisse d'un Mikulicz hémostatique, d'un Mikulicz de nécessité ou d'un Mikulicz de sûreté, pour adopter l'excellente classification de M. Condamin, de par ce fait que l'aponévrose n'est pas affrontée, une réunion solide ne peut pas exister. Certes, il nous manque une donnée importante à la base de notre opinion; il s'agit de l'examen histologique d'un certain nombre de cicatrices secondaires obtenues chez un chien, par exemple, après laparotomie. L'existence dans ces cicatrices d'un tissu aponévrotique organisé ou l'existence uniquement d'un tissu cellulaire et d'un derme épaissi ferait certainement trancher cette question de la valeur de la réunion secondaire. Nous n'avons pas eu le temps de nous livrer à ces expériences ; nous les signalons à une étude ultérieure. Cliniquement ce que nous pouvons affirmer, c'est que ces éventrations à la suite de réunions secondaires sont la règle.

Pour arriver à l'établissement clinique de cette donnée, deux moyens étaient à notre disposition. Nous aurions pu réunir l'expérience d'un ou de deux chirurgiens, revoir tous les malades opérés par lui en une période assez longue, afin d'avoir un nombre suffisant d'observations, et de pouvoir en déduire un pourcentage non erroné du fait de la multipiication de l'erreur. Or, si, de prime abord, ce travail, que nous avons tenté, paraît facile, on s'aperçoit bientôt qu'étant donné l'apparition tardive de ces éventrations, le peu de survie qu'ont certains autres malades, la difficulté qu'il y a à retrouver les sujets quatre ou cinq ans après, ce travail était impossible. Aussi avons-nous cru ne devoir apporter aucune observation. Certes, les observations d'éventration après l'emploi du Mikulicz sont fréquentes, mais nous en aurions apporté tant et plus que cela n'eût rien prouvé si ce n'est le trop grand nombre de laparotomies avec Mikulicz consécutif. Nous avons donc préféré avoir recours à la méthode de l'interview et demander aux chirugiens de vouloir bien nous faire part de leur expérience à ce sujet.

M. le professeur Fochier considère cette éventration comme très fréquente.

De M. le professeur agrégé Condamin : « Mon expérience me permet de dire que consécutivement à l'emploi du Mikuliez l'éventration est très fréquente. Rationnellement, et de par la connaissance des propriétés du tissu de cicatrice dans les réunions par seconde intention, on devrait dire qu'elle est constante ».

M. le professeur Poncet « considère le Mikulicz comme exposant à peu près fatalement à une éventration plus ou moins tardive suivant certaines conditions locales, sur lesquelles il est inutile d'insister. Tel est le résultat de son expérience. Cette complication tardive ne saurait être cependant pour lui une contre-indication au drainage en surface, qui est un drainage de nécessité, appelé à prévenir des complications mortelles à brève échéance ».

M. le professeur Jaboulay, M. le professeur M. Pollosson, MM. Vallas, Villard, Bérard, dont nous avons recueilli les avis, sont d'accord pour nous dire qu'on ne peut rien attendre de bon du tissu de cicatrice. Tous ces chirurgiens qui ont une grosse expérience des cures radicales de hernie et des interventions pour appendicite à chaud, considèrent la récidive, dans le premier cas, l'éventration dans le second, comme fatale, chaque fois qu'il y a eu réunion par seconde intention.

M. Goullioud, chirurgien en chef de l'hôpital Saint-Joseph, « a un des premiers, attiré l'attention sur cet inconvénient du Mikulicz. Il croit l'éventration dans ce cas très fréquente, et, s'il lui fallait donner un chiffre approximatif, il dirait volontiers 9 fois sur 10. Aussi draine-t-il le moins souvent possible et remplace-t-il autant que faire se peut le Mikulicz abdominal par le Mikulicz vaginal. Ainsi pour donner une idée de sa pratique, sur 100 opérations abdominales, il draine une quinzaine de fois et sur ces 15 cas emploie le Mikulicz vaginal 10 fois, le Mikulicz abdominal 5 fois seulement. »

M. le professeur agrégé A. Pollosson, chirurgien-major de la Charité, a été conduit par son expérience à une conclusion « quelque peu paradoxale ». Il ne nie pas que le Mikulicz laisse après lui des éventrations ; mais, il a cru remarquer que plus le Mikulicz est gros, plus la béance de la paroi est large, moins l'éventration a de tendance à se faire. Certes, ceci non seulement va à l'encontre de l'opinion générale, mais ne cadre pas du tout avec le mécanisme pathogénique que nous venons d'étudier. On ne comprend pas pourquoi une large cicatrice secondaire donnerait moins facilement de l'éventration qu'une petite, le plan *utile* de la paroi abdominale, l'aponévrose étant, dans le premier cas, encore moins réuni.

Nous ne nous permettrons pas de juger et condamner une opinion basée sur l'expérience parce que celle-ci n'entre pas dans le cadre pathogénique ; on a toujours assez d'imagination ensuite pour refaire le cadre pathogénique dont l'expérience a démontré l'insuffisance.

Pour le moment, nous considérerons cette opinion « révolutionnaire » comme non advenue, en attendant qu'elle soit solidement établie sur un nombre suffisant de faits soumis à la critique.

Cette éventration post-opératoire est assez variable au point de vue clinique. Tantôt elle se devine, alors que la cicatrisation est à peine terminée, tantôt elle ne survient que longtemps, plusieurs mois, un an, deux ans après.

La constitution en est lente et progressive ; toutefois, la marche, la station debout, la toux, les efforts de toute nature, jouent un rôle dans la précocité de son apparition.

Rien de plus variable que le volume de la hernie, l'étendue de l'éventration.

Dans quelques cas, c'est à la partie inférieure de la cicatrice, au-dessus du pubis, au point où le drain est resté, où la cicatrisation a été plus longue à se faire qu'existe l'effondrement de la paroi. A ce niveau il existe une béance des muscles droits, de forme triangulaire à base inférieure permettant l'introduction de deux doigts. Quelquefois, toujours à ce même niveau, on a comme un véritable trajet herniaire ; la peau y est à peine cicatrisée, il y a eu pendant longtemps une fistulette dont l'intestin est en train de prendre la canalisation. Le doigt introduit dans cet orifice ou dans ce trajet perçoit, lors de la toux par exemple, en même temps que l'impulsion intestinale, la constriction de l'anneau herniaire.

Dans tous les cas, qu'il s'agisse d'un simple orifice ou d'un trajet véritable, dans la station debout, ou à la suite d'un effort, on aperçoit à ce niveau une tumeur plus ou moins marquée. Cette tumeur présente tous les caractères d'une hernie, mate ou sonore à la percussion suivant son contenu, réductible par la pression. Quel qu'en soit le volume au début, noix, œuf, mandarine, cette tumeur s'accroît très rapidement, l'anneau se laissant distendre de tous les côtés, mais surtout aux dépens de la cicatrice.

A côté de cette forme de hernie ventrale, augmentant peu à peu de volume, il existe une forme d'éventration totale occupant toute la longueur de la cicatrice, pouvant survenir d'emblée ou n'étant que l'aboutissant de la hernie sus-pubienne de tout à l'heure.

Dans ces cas, le malade étant couché sur le dos, les cuisses ramenées sur le bassin, on peut saisir à droite et à gauche, à pleine main, les muscles droits écartés l'un de l'autre de 2 à 5 centimètres et formant comme une sangle de chaque côté. Dans l'intervalle de ces deux cordes musculaires, la paroi abdominale est excessivement mince. Dans la station debout, les viscères (intestin et épiploon) sont immédiatement prolabés dans le sac herniaire. Pour tant soit peu que les anses intestinales soient distendues, on les voit se dessiner à travers la mince paroi du sac.

Dans tous les cas, la peau a perdu ses caractères normaux. On est en présence d'une cicatrice étalée, lisse, d'une coloration qui varie du blanc mat au rouge cuivre. En la plissant entre les doigts, on parvient facilement à se rendre compte de sa minceur, et l'on sent immédiatement tantôt l'épiploon, tantôt l'intestin sous cette membrane, dont l'épaisseur parfois, ne dépasse pas 1 ou 2 millimètres. En plissant et en palpant cette paroi avec soin, alors que la hernie est bien sortie, on peut rencontrer des points où les doigts qui la plissent sont séparés par plus de la double épaisseur de cette paroi. Il y a à ce niveau une adhérence intestinale ou épiploïque ; ces adhérences sont très fréquentes.

Maintenant, quelle est l'évolution clinique de ces éventrations?

Quels en sont les inconvénients ?

L'évolution de ces éventrations est lente, mais on peut affirmer qu'elle est quasi irrémédiablement progressive.

Malgré cela et quelque soit leur volume, quelques-unes sont parfaitement supportées. Il y a beaucoup de malades porteurs d'éventrations, qu'on ne revoit que d'une façon incidente, à l'occasion de quelque autre maladie. C'est surtout dans les dispensaires et aux consultations gratuites qu'on les rencontre. Les uns se bandent le ventre avec une ceinture de toile ou de flanelle, les autres avec une ceinture élastique ; d'autres enfin maintiennent leur hernie avec un bandage. Le plus souvent, cette hernie est très mal contenue ; cependant elle n'est pas douloureuse.

A côté de ceux-ci, bien des malades viennent à vous, soit parce qu'ils souffrent (adhérences intestinales, tiraillements, mauvais soutènement de la paroi) à l'occasion de la marche ou bien des efforts, soit parce qu'ils ont des troubles digestifs (vomissements, constipation) ou même des symptômes d'occlusion intestinale ou d'étranglement. Enfin, en plus des troubles occasionnés par la hernie, il y a ceux relevant de l'éventration. Ce sont tous les troubles dus au relâchement de la paroi abdominale, au manque de soutien des viscères abdominaux : c'est la splanchnoptose.

Nous ne saurions mieux faire que de renvoyer, pour l'étude détaillée de cette question, aux travaux de Landau, Glénard, Féréol, Trastour, Bouveret.

Les manifestations pathologiques résultant de cette ptose sont des phénomènes douloureux, des tiraillement, des douleurs à caractère paroxystique que la marche, les efforts, les secousses exagèrent, que le repos et une bonne ceinture atténuent ; des troubles gastro-intestinaux, dispepsie flatulente, des désordres du système nerveux, neurasthénie, hypochondrie.

Toutefois, ce qui est à bien mettre en relief, c'est la relation de cause à effet entre le relâchement de la paroi abdominale et la ptose viscérale. C'est Landau (1885) qui a surtout insisté sur le rôle primordial de la paroi abdominale dans la genèse de ces troubles et a montré la constance de ces manifestations cliniques et des prolapsus viscéraux chez les femmes éventrées. Faure prétend que l'opinion de Landau est par trop exclusive; il pense qu'il y a des ptoses dues uniquement à la prédisposition du tissu fibreux mésentérique ou ligamenteux à se laisser distendre ; mais il ne nie pas le rôle que peut jouer la paroi abdominale. Pour Schwerdt, l'éventration serait la cause première de l'entéroptose.

« En effet, l'intestin est maintenu en place par deux forces : les replis péritonéaux le suspendant à la paroi postérieure de l'abdomen ; la tension abdominale due à la résistance aponévrotique et au tonus musculaire. Cette pression de tension de la cavité abdominale peut soulever une colonne d'eau de 11 centimètres environ (cette valeur moyenne est donnée par la mesure de la tension des gaz dans l'intestin ou le rectum) ; elle est égale partout dans la cavité abdominale. A côté d'elle, il existe une pression de surcharge due à ce que les organes obéissent aux lois de la pesanteur et allant en augmentant du sommet de la cavité abdominale à la partie inférieure. »

Ces deux pressions sont en rapport inverse ; les

organes subissent d'autant plus facilement l'action de la pesanteur que la paroi abdominale flasque les soutient moins.

Les ptoses viscérales sont très fréquentes chez les femmes éventrées. Chez toutes ces malades, du reste, l'épreuve de la sangle (qui consiste à placer la malade devant soi et à offrir un support aux organes de l'abdomen) amène un bien-être subit en faisant cesser les phénomènes douloureux.

En résumé, il faut bien distinguer les deux formes cliniques sur lesquelles nous avons attiré l'attention : la hernie ventrale qui porte en elle-même tous ses inconvénients, et ensuite l'éventration qui s'accompagne non seulement des troubles de la hernie, mais, en outre, prédispose à la splanchnoptose.

CHAPITRE II

PROPHYLAXIE

Vu les inconvénients de cette éventration, complication à peu près constante de l'emploi du Mikulicz, on est tenté *a priori* de se demander si l'on n'emploie pas trop souvent ce mode de drainage et si, par conséquent, il ne serait pas utile d'en restreindre les indications et d'en éviter la nécessité par une asepsie rigoureuse et une technique parfaite. Il est bien certain que les chirurgiens usent moins souvent du Mikulicz à mesure que leur technique se perfectionne. Pour faire bien et vite des ablations de fibromes de l'utérus, de kystes de l'ovaire, de poches salpingiennes, par exemple, il faut avoir une expérience consommée.

C'est bien ici, certes, qu'il faut faire la part du coefficient propre à chaque opérateur et dire, que s'il est une chirurgie dont la généralisation n'est guère souhaitable, c'est bien de celle-là dont il faut parler. C'est ainsi que nous voyons à la Charité nos maîtres arriver à se passer quasi entièrement de ce mode de drainage. Nous ne voulons pas reprendre ici la question des indications du Mikulicz. Savoir quand il faut mettre un Mikulicz et quand il est inutile d'en mettre est pour les cas limites une question très délicate que notre expérience ne nous permet pas d'aborder. Pour ce qui est des grandes lignes, nous ne pourrions mieux faire que de renvoyer à la thèse de Brenans et au travail de M. Condamin.

M. Condamin distingue dans le drainage à la Mikulicz, au point de vue des indications, trois catégories :

a) Un Mikulicz hémostatique ;

b) Un Mikulicz de sûreté ;

c) Un Mikulicz de nécessité.

Dans les deux premiers cas, on peut facilement parer à l'éventration par la méthode des fils d'attente du professeur Laroyenne. Ces fils, placés sur les différents plans de la paroi au niveau du Mikulicz, seront serrés une fois le tamponnement enlevé et permettront d'obtenir une réunion secondaire par première intention.

M. Fabre[1] décrit ainsi la technique de cette méthode :

« Le manuel opératoire, très simple, peut être varié au goût de chacun des opérateurs ; il faut seulement qu'on puisse se reconnaître facilement au milieu des fils laissés à demeure.

« On s'est servi de catgut chromique formant des points séparés, placés sur les trois plans de la paroi. Le résultat a été parfait dans une suture secondaire faite au cinquième jour, mais, dans un autre cas, où la suture était exécutée au huitième jour, quelques fils, affaiblis par la résorption, se sont rompus, rendant le résultat incomplet. Nous avons employé le fil métallique embrassant toute la paroi, la peau, l'aponévrose

[1] Fabre, *Annales de Gynécologie*, octobre 1893.

et très peu de péritoine; le résultat a été bon; mais, néanmoins, M. Laroyenne croit utile de compléter cette suture par des points séparés placés sur l'aponévrose; pour éviter d'avoir trop de fils dans les parties de la plaie réservées au sac de gaze, on place des fils distincts pour chaque côté de la plaie : ce sont ces fils qu'on noue deux à deux au moment où l'on se décide à enlever le drainage.

« Huit à dix jours après, il est impossible de distinguer la partie de la plaie qui a été réunie secondairement de celle qui a été cicatrisée par première intention.

« Par ce procédé, il est possible d'obtenir une réunion immédiate secondaire dans une laparotomie suivie de drainage, et une guérison rapide avec reconstitution d'une paroi à l'abri de l'éventration, comme si la réunion avait été exécutée dans toute la longueur de la plaie au moment de l'opération. »

Actuellement, la méthode est admise; le Mikulicz type s'emploie seulement à titre hémostatique. Dans le cas de Mikulicz de sûreté, on lui substitue un ou deux gros drains entourés de gaze ou une simple mèche de gaze iodoformée, ce qui permet de rétrécir d'autant les point de cicatrisation secondaire, et dans les deux cas, on place des fils d'attente.

On a recommandé aussi de réparer par un point isolé le surjet péritonéal et aponévrotique, un de ces fils d'attente pouvant s'infecter et laisser étendre l'infection au plus prochain point du surjet, ce qui serait sa compromission en totalité.

Se trouve-t-on maintenant dans cette troisième catégorie de circonstances où un drainage paraît absolument nécessaire, c'est un kyste purulent, un abcès qui s'est ouvert au cours de l'opération dans la cavité abdominale ; il faut absolument isoler du reste du péritoine la partie qui a été contaminée. C'est le cas du Mikulicz de nécessité. Il ne faut plus penser ici aux fils d'attente ; il s'agit d'un drainage devant rester longtemps. C'est là le type du Mikulicz à éventration.

Il faut distinguer ici les cas où la collection purulente, la poche à extirper se trouve dans le petit bassin ou dans le ventre.

En effet, cette collection est dans le ventre (appendicite, salpingite haute et latérale, etc.), l'avis est unanime, il faut passer par l'abdomen ; l'emploi du Mikulicz est obligatoire.

Maintenant la collection est dans le petit bassin elle est facilement accessible par le toucher rectal ou le toucher vaginal, la question de la voie d'abord se discute.

Chez l'homme on a proposé l'ouverture pré-rectale (Zukerkandl), l'incision rectale (Jaboulay), le drainage parasacré (Jaboulay). De ces trois méthodes, seules les deux dernières ont survécu.

Jusqu'à quel point peuvent-elles suppléer la voie abdominale ? C'est là une question bien litigieuse qui ne peut être tranchée d'une façon générale. C'est une affaire de tempérament individuel, d'habitude chirurgicale. Ce sont des indications à des cas bien particuliers.

Chez la femme, le vagin offre un point d'ouverture et de drainage qu'il faut savoir mettre à profit.

De même toutefois ici cette voie d'abord ne peut

être applicable que lorsque la collection est directement en rapport avec les culs-de-sacs vaginaux.

A ce sujet, nous savons que les opérateurs se rangent encore en deux catégories ; les uns s'affirment nettement pour la voie abdominale; les autres pour la voie vaginale.

Nous ne voulons pas reprendre avec leurs arguments respectifs la querelle des laparatomistes et des colpotomistes et cependant la question touche de bien près notre sujet. Nous avons souvent entendu nos maîtres, MM. Fochier, Laroyenne, Condamin, dans leurs plaidoyers pour la voie vaginale faire entrer en ligne de compte l'emploi fatal d'un Mikulicz après l'opération abdominale, consécutivement auquel on avait non moins fatalement de l'éventration. Nous savons parfaitement que le seul inconvénient de l'éventration postopératoire ne serait pas suffisante à faire pencher la balance du côté de la voie vaginale.

Nous tenions toutefois à rappeler au chirurgien cet avantage de la colpotomie qui peut compenser tel autre de ses inconvénients : récidive ou persistance des souffrances liée à l'affection non traitée radicalement.

Toutefois, à ceux qui reprochent à la voie vaginale d'être aveugle, ne pourrait-on proposer le compromis suivant : terminer l'opération abdominale, opération plus satisfaisante à l'esprit, plus radicale, par un drainage péritonéo-vaginal à travers le cul-de-sac postérieur effondré, ainsi que Sippel l'a préconisé le premier en 1896 *(Centralblatt für Gynækologie)*. M. Goullioud qui, à Lyon, s'était fait le promoteur de cette façon de faire l'a modifiée très heureusement de la façon suivante (Goullioud, *Lyon-Médical*, mars 1900) :

« Notre laparatomie terminée, au moment d'établir le drainage s'il est indiqué, nous prenons une grande mèche de gaze stérilisée ou un faisceau de mèches par une de leurs extrémités. Nous portons cette extrémité avec une pince au fond du cul-de-sac de Douglas, puis nous tassons le reste de nos mèches dans l'excavation sur les surfaces cruentées dont nous voulons assurer l'hémostase ou l'isolement. Les anses intestinales, jusqu'ici relevées, sont ramenées sur le dôme aseptique de notre Mikulicz, puis, abandonnant celui-ci dans le bassin, nous faisons l'occlusion complète de la plaie de la laparatomie par trois plans de suture. Le pansement abdominal terminé, la malade mise dans la position de la taille, une nouvelle toilette vaginale succincte faite, nous allons, par le vagin, à la recherche de l'extrémité inférieure de nos mèches de gaze. »

M. Goullioud insiste sur la facilité de cette manœuvre et, en plus, sur son innocuité, attendu qu'il a bien soin de n'ouvrir le vagin que lorsque toute manœuvre abdominale est terminée.

La thèse de Perrier contient quinze observations tirées de la pratique de ce chirurgien.

Cette façon de faire a toujours été suivie d'excellents résultats.

« Le drainage vaginal, dit Goullioud, est parfait dans les interventions vaginales et dans les opérations vagino-abdominales qui ouvrent le plancher pelvien. Tandis que dans le drainage abdomino-vaginal, on voit l'écoulement principal se faire par la plaie abdominale, dans le drainage vaginal, après réparation complète de la paroi adominale, la tension intra-péritonéale ne présente qu'un point faible et tous les liquides s'écoulent par le drain vaginal. C'est un fort suintement qui se produit à son niveau les premiers jours, c'est dire qu'il draine bien ».

Cette méthode du « Mikulicz vaginal » est très ingénieuse et présente le réel avantage d'éviter l'éventration consécutive à l'emploi du Mikulicz abdominal. Aussi est-il accepté à l'heure actuelle par bien des gynécologistes.

A la clinique de M. Laroyenne, M. Condamin a eu l'occasion de l'employer plusieurs fois. A plusieurs reprises, il a préféré une éponge entourée de gaze, celle-ci ayant le double avantage de faire de l'aspiration lorsqu'il s'agit de liquides à résorber et d'arrêter l'hémorragie de la tranche vaginale.

Jusqu'à quel point ce « Mikulicz vaginal » peut-il remplacer le Mikulicz abdominal ? Perrier, dans sa hèse, croit que cette substitution peut être faite dans les trois cas envisagés par M. Condamin. Pour lui le « Mikulicz vaginal » est indiqué :

1° Après une opération qui nécessite des manipulations nombreuses pouvant irriter le péritoine et provoquer ainsi une sécrétion excessive.

2° Lorsqu'on laisse des surfaces cruentées et saignantes ;

3° Dans les cas où il existe une péritonite ou une ascite ;

4° Lorsque des produits septiques se seront épanchés dans la cavité péritonéale ou bien lorsqu'on a laissé des portions de tumeur ;

5° Enfin lorsqu'on a déchiré l'intestin pendant le cours de l'intervention.

Ce qui revient à dire que dans tous les cas, qu'il s'agisse d'un Mikulicz hémostatique, d'un Mikulicz de sûreté ou d'un Mikulicz de nécessité, le drainage abdominal peut être remplacé par le drainage vaginal. Perrier ne reconnaît qu'un cas d'indication au Mikulicz abdominal ; c'est le cas où, l'état du malade étant grave, il faut terminer l'intervention au plus vite. Pour nous, nous croyons que bien des chirurgiens auront encore recours au drain entouré de gaze placé à l'angle inférieur de la plaie avec fils d'attente à serrer 48 heures après, plutôt que d'aller faire une colpotomie lorsqu'il s'agira de faire un drainage de sûreté. On a bien reproché à cette manière de faire la possibilité d'une infection péritonéale secondaire. Nous ne croyons pas qu'il en existe beaucoup d'observations ; on a vu quelquefois cependant l'infection de cette suture secondaire et du fil d'attente et, par suite, la cicatrisation secondaire de la plaie à ce niveau.

C'est surtout le Mikulicz hémostatique qui paraît devoir être placé par la voie vaginale. Pour ce qui est du Mikulicz de nécessité, il est bien difficile de prétendre que par le vagin on arrive à garantir tout aussi bien que par l'abdomen. Car bien des fois, lorsqu'une poche purulente vient d'éclater dans le péritoine, par exemple, c'est non seulement le péritoine du petit bassin qu'il faut étancher et drainer mais encore tout le champ opératoire, c'est-à-dire toute la traversée abdominale, points que protégera le Mikulicz supérieur.

Pour ce qui est de la cinquième indication de Perrier

« lorsqu'on a déchiré l'intestin au cours de l'intervention », nous avouons que si une fistule vagino-intestinale est moins ennuyeuse et moins longue à guérir qu'une fistute abdominale de même nature, il paraît préférable, dans pareil cas, si on veut surveiller cette anse, de l'amener à la paroi.

Il paraît plus facile de décoller la gaze de l'intestin par l'abdomen, alors qu'on a le point à décoller sous les yeux et le doigt, que de tirer par le vagin.

Disons tout de suite pour terminer, que malgré ces quelques reproches que nous nous sommes permis vis-à-vis du « Mikulicz vaginal », destinés seulement à montrer qu'il ne peut nullement prétendre à supprimer le Mikulicz abdominal pour le drainage du petit bassin, nous restons plein d'enthousiasme pour lui.

Conclusions. — La prophylaxie de cette éventration consécutive à l'emploi du Mikulicz comporte : 1° La suppression de ce dernier dans tous les cas où il peut être supprimé. Si le drainage peut être recommandé d'une façon systématique dans les autres régions il n'en est pas de même de l'abdomen.

2° Le remplacement de la voie abdominale par la voie vaginale chaque fois que celle-ci peut être suffisante et que la première ne peut sûrement pas se terminer par une réunion par première intention.

3° La suppression du Mikulicz type exigeant une trop grande béance de la paroi, et son remplacement dans bien des cas par des lanières de gaze iodoformée, ou un simple drain entouré de gaze à l'angle inférieur de la plaie, de manière à avoir une hernie plutôt qu'une éventration après un Mikulicz de nécessité, une réunion secondaire par première intention à l'aide des fils d'attente de M. Laroyenne dans les cas de Mikulicz hémostastique ou de Mikulicz de sûreté.

4° Le remplacement du drainage abdominal par le drainage vaginal, du Mikulicz abdominal par le Mikulicz vaginal chaque fois que ce dernier, pratiqué comme le fait M. Goullioud, sera possible et paraîtra suffisant.

Ajoutons à la prophylaxie de cette éventration tous les petits moyens qu'on recommande d'une façon générale après toute laparotomie : repos au lit aussi longtemps que la cicatrisation l'exigera ; éviter la toux, les efforts, la constipation, faire porter une bonne ceinture au malade. Quelque importance que peuvent avoir ces petits soins, ils ne sont pas suffisants à prévenir l'éventration. Celle-ci, nous l'avons vu, tient à d'autres causes anatomo-physiologiques. Bons après une laparotomie ordinaire, ils sont ici parfaitement anodins ; malgré eux l'éventration surviendra.

CHAPITRE III

TRAITEMENT

L'éventration acquise, il faut tâcher d'en éviter l'aggravation, d'en pallier les troubles pathologiques, d'y remédier enfin par une thérapeutique appropriée aux inconvénients qu'elle apporte.

Au point de vue clinique, nous distinguions tout à l'heure soigneusement les hernies ventrales, réclamant seulement le maintien de la hernie, des éventrations vraies réclamant non seulemont le maintien dans l'abdomen des viscères, mais encore le soutènement de la paroi. Nous faisions remarquer aussi que parmi ces hernies ou éventrations il y en avait de parfaitement tolérées, il y en avait de tolérables, il y en avait pour lesquelles les malades venaient demander, d'autres pour lesquelles le chirurgien devait proposer une intervention.

De là, différentes indications thérapeutiques tirées de la forme de l'éventration et de la façon dont l'individu supporte cette infirmité. Ajoutons à cela les indications tirées de l'âge, de l'état général, de la situation sociale du malade et nous pourrons esquisser en quelques mots la conduite à tenir en présence de ces éventrations post-opératoires.

Eliminant le cas d'occlusion intestinale ou d'étranglement herniaire, accidents rares, mais dont la thérapeutique chirurgicale s'impose, thérapeutique d'urgence et, par la même occasion, cure radicale, on peut dire qu'aucune éventration vraie n'exige une thérapeutique radicale Mais, si cette conclusion est applicable aux grosses éventrations, aux éventrations entièrement constituées, nous nous garderons bien de l'étendre aux éventrations naissantes. Ici, au contraire, nous croyons l'opération indiquée et lorsque nous disons opération, c'est de la cure radicale que nous voulons parler. Les palliatifs, ceinture élastique, ceinture à pelote ou à plaque, opérations palliatives sans dangers, seront acceptées facilement par un malade, lequel, trop heureux d'avoir échappé à une première maladie ou à une première opération, refusera toute intervention sérieuse destinée à remédier à ce qu'il ne considère que comme une infirmité.

Jusqu'à quel point les ceintures et les bandages sont-ils suffisants? Jusqu'à quel point les opérations radicales sont-elles graves? Voilà exactement définis les termes du problème.

Un bandage appliqué sur une hernie ventrale, une ceinture élastique avec sous-cuisses bien appliquée après réduction de la hernie, rapprochement des parois écartées sans trop de plissements douloureux de la peau, peuvent être suffisants chez un individu de l'un ou l'autre sexe, dont la profession n'exige aucun effort. Au contraire, chez un individu obligé, pour gagner sa vie, de se livrer à des travaux pénibles, ou seulement de marcher, de garder longtemps la position debout, on verra rapidement les appareils orthopédiques, soit simples, soit compliqués, être insuffisants.

Derrière eux la hernie se reproduit, sort, déborde, fait souffrir le malade. D'ailleurs, l'individu n'a pas confiance à son bandage; à chaque effort, il porte ses mains pour protéger sa hernie. A ceux-là vous devez proposer une opération, et une opération radicale.

Tel autre souffre par la seule station debout, par la marche; chez lui se sont développés des troubles digestifs plus ou moins marqués, et des troubles nerveux, tout autant de symptômes que vous devez cliniquement rattacher à la splanchnoptose; à ces malades, il faut faire faire une bonne ceinture tout en se rappelant que la meilleure ceinture est la restauration de la paroi abdominale.

Quelle est maintenant la gravité des opérations proposées?

Ces opérations sont au nombre de trois. Les voici; nous pourrons, après, juger de leur gravité et de leur valeur respective.

La première porte le nom de Simon (d'Heidelberg). Elle consiste à invaginer le sac, peau comprise, sans l'ouvrir, ni le disséquer, et à rapprocher et suturer par dessous le feuillet antérieur de la gaine du muscle droit de chaque côté. Ce procédé a été repris tout récemment par M. Jaboulay, qui a inspiré sur ce sujet la thèse de Sérullaz (Lyon, 1895). En voici la technique.

1° *Tracé des incisions.* — Deux incisions en croissant formant, dans leur ensemble, une ellipse qui circonscrit l'éventration cicatricielle. Les deux extrémités de ce croissant ne se touchent pas. L'incision comprendra la peau, l'aponévrose superficielle et entamera le corps musculaire des grands droits.

2° *Invagination.* — Cette invagination est facile, il faut qu'elle soit maintenue par un aide tout le temps de l'opération.

3° *Suture.*— *a)* Suture des lèvres internes de la surface d'avivement.

b) Suture de la couche aponévrotique par dessus.

c) Suture de la peau, lèvres externes de la surface d'avivement.

4° *Drainage* pour permettre l'élimination des produits sécrétés par la plaie et par la peau, à l'aide de deux petits drains, l'un temporaire, celui de la plaie, l'autre permanent celui de la peau du sac.

Ce procédé n'a pas la prétention de viser au titre de cure radicale. Toutefois, quelque répugnance qu'on puisse avoir tout d'abord pour cette opération, quelques sévères qu'aient été les critiques qu'on lui a faites, elle paraît devoir avoir ses indications. Ce procédé est certes d'une bénignité remarquable, et si l'ont veut bien considérer cette suture aponévrotique ainsi pratiquée comme le meilleur appareil prothétique de la hernie, la meilleure ceinture, on en trouvera l'application dans quelques cas.

Viennent ensuite deux autres procédés comportant une meilleure restauration de la paroi ; l'un est extrapéritonéal, c'est le procédé de Chroback, l'autre intrapéritonéal, il porte le nom de Maydl. Le premier résèque la peau, refoule dans l'abdomen le sac péritonéal et suture par étages la paroi abdominale. Le second réséque le sac complètement et suture par étages les plans divers de la paroi.

Dans le premier procédé, ce qu'il y a de difficile, d'impossible même quelquefois, c'est la dissection de la peau, intimément unie au péritoine. Rares sont les observations de Chroback, d'Alexander, de Goullioud, de Quénu, sans l'ouverture du péritoine. Ces blessures peu étendues de la séreuse sont, toutefois, promptement réparées par une suture ; mais dans tous ces cas ce serait vouloir ne plus admettre la portée des mots que de qualifier cette opération d'opération extra-péritonéale. Si l'on songe à la difficulté de cette résection de la peau dans bien des cas, si l'on tient compte de ce que bien des opérations commencées en Chroback, se sont terminées en Maydl, et si l'on veut bien réfléchir qu'une blessure de la séreuse peut tout autant intéresser l'intestin adhérent au-dessous, on comprendra que bien des opérateurs rejettent ce procédé. M. Goullioud rapportant (*Lyon Médical*, 1892) deux opérations extra-péritonéales faites par lui, après avoir bien dit, toutefois, que le procédé de Maydl lui paraît l'opération de choix, dans les hernies post-opératoires, s'exprime ainsi au sujet du procédé de Chroback : « N'ouvrant pas la cavité péritonéale, il nous semble diminuer les dangers et les difficultés de l'opération, sans rien faire perdre de sa solidité à la reconstitution de la paroi abdominale. Il pourra surtout être utile dans les cas où la réintégration des anses intestinales dans l'abdomen rétréci pourrait être prévue difficile, et dans ceux où existent des adhérences étendues entre le sac péritonéal et les viscères sous-jacents. Il trouvera aussi son indication dans les cas de hernie par distension de la ligne blanche, où la conservation d'un sac uni est sans danger. »

Le procédé de Maydl avec résection du sac et restauration complète de la paroi, comme après une laparotomie, est le procédé vraiment chirurgical : c'est celui qui a été adopté par l'École Lyonnaise, MM. Fochier, Laroyenne, Condamin et pratiqué depuis bien des fois avec succès, tant en France qu'à l'étranger. Il offre l'avantage de placer l'opéré dans la situation exacte d'un laparotomisé avec la suture à trois plans dont la valeur n'est plus à établir aujourd'hui. Il supprime les diverticules du sac, qui peuvent faciliter les récidives à la suite d'opérations extra-péritonéales ; abrase les adhérences intestinales ou épiploïques, et partant, supprime les douleurs, tiraillements qui persistent après les autres interventions. Disons tout de suite que c'est une opération longue et une opération grave.

Libérer une ou plusieurs adhérences épiploïques est chose facile et rapide ; il n'en est pas de même d'une libération d'adhérence intestinale. Les perforations intestinales au cours de ces manœuvres ne sont pas rares. Aussi si proposer, puis faire des sutures intestinales, quelquefois même une entérectomie est souvent grosse affaire dans les cas parfaitement indiqués et urgents, vitalement parlant, ce sera toujours beaucoup en vue de la réparation d'une infirmité. Signalons à ce propos l'idée neuve de M. Condamin qui veut qu'on opère ces malades d'une façon précoce, alors que les adhérences sont moins nombreuses et le contour de l'anneau moins large.

Ce n'est pas à pied levé qu'il faut proposer une éventrectomie à un malade. Tout en sachant qu'un chirurgien ne doit pas se laisser arrêter par les difficultés opératoires, il faut bien les signaler cependant ces difficultés afin d'apprécier comme il convient la bénignité ou la gravité d'une opération.

De cet exposé des inconvénients et de la valeur de ces différents procédés, se dégagent facilement les indications possibles de chacun d'eux. Nous croyons qu'on peut envisager à propos de chacun son emploi spécial, et qu'on peut diviser les malades atteints d'éventration post-opératoire, en trois catégories.

Aux uns conviennent les bandages, les ceintures élastiques ; aux autres, l'opération toute palliative, mais vraiment sans danger de Simon, ne visant qu'à procurer au malade un bon appareil de contention, taillé aux dépens de lui-même.

Aux troisièmes, enfin, s'applique la cure radicale. C'est la technique de celle-ci ; technique calquée sur celle de l'omphalectomie *qu'il nous reste à exposer* (Condamin, *Arch. prov. de chir.*, 1892).

Technique. — L'opération comporte les temps suivants, bien indiqués par M. Condamin.

a) Incision elliptique cernant la cicatrice, n'intéressant que la peau et le tissu cellulaire sous-cutané.

b) Ouverture du péritoine d'un côté seulement, très en dehors, à condition pourtant que la réunion paraisse possible après excision du sac. Grâce à cette boutonnière péritonéale excentrique, on évite le plus souvent de tomber sur un point adhérent à l'intestin.

c) Sur le doigt placé comme guide, prolonger avec des ciseaux courbes la section du péritoine sur toute l'étendue du côté où on a fait l'ouverture péritonéale.

d) A ce moment, placer le malade en position déclive et glisser sur l'intestin une large compresse humide et chaude.

e) Renverser en dehors les parois de l'éventration pour avoir sous les yeux la face interne du sac.

f) Libérer les adhérences et à mesure que le champ opératoire s'élargit, glisser la compresse sur la zone découverte. Les adhérences épiploïques sont détachées avec le doigt ou sectionnées sur des pinces ou liées au catgut. Les adhérences intestinales sont fortes ou faibles : celles-ci cèdent sous la pression du doigt, mais cette manœuvre est dangereuse, elle peut causer la perforation. Il est préférable, si les adhérences paraissent solides « de les sculpter avec des ciseaux courbes ou le bistouri dans les couches profondes du sac », comme le fait Condamin. L'hémostase des surfaces cruentées sera assurée par le thermocautère ou quelques points de suture superficiels unissant dos à dos ces surfaces. Le sac libre de toute adhérence, faire de haut en bas la section du péritoine symétrique à celle du côté opposé supprimant la paroi du sac.

g) Pendant que le chirurgien excise le côté droit du lambeau, l'aide ferme provisoirement la cavité péritonéale avec deux ou trois pinces tire-balle ; la compresse reste en place et sort à l'angle inférieur de la plaie.

h) Le péritoine est suturé de haut en bas et les pinces enlevées progressivement à mesure que chemine le surjet. On aura soin, autant que possible, de ramener le tablier épiploïque sous la suture.

i) Suture aponévrotique en surjet, puis suture cutanée.

A cette technique générale, quelques modifications ont été proposées. M. Goullioud fait l'ouverture de la gaine des droits et a, de cette façon, non pas un, mais deux plans de sutures aponévrotiques. Cette bonne modification a été adoptée par nombre de chirurgiens.

M. Quénu fait en plus la suture des droits après avivement. M. Quénu et ses élèves, Roger, Cange, attachent une grande importance à cette suture musculaire. Il est possible que chez les femmes à éventration spontanée, les gaines oponévrotiques ne soient pas plus fortes et que cette suture musculaire soit, dans ce cas particulier, une bonne chose ; pour ce qui est des éventrations post-opératoires, la suture aponévrotique a toujours été suffisante et la suture musculaire seule, comme la pratiquait Chroback, lâchait presque constamment. Si donc la suture apénévrotique suffit, la suture musculaire nous paraît superflue. Toujours guidé par cette même idée de l'importance des muscles droits, Dauriac en pratique une hémisection sur une certaine étendue suivie d'entrecroisement.

Beaucoup plus importante nous paraît la modification de M. Condamin dans les cas ou l'éventration s'étend à l'ombilic ; j'ai parlé de l'omphalectomie laquelle devra toujours être pratiquée dans les laparotomies à ce niveau.

Parmi les difficultés opératoires, à coté de la libération des anses intestinales, sur laquelle nous avons suffisamment insisté, il en est une autre sur laquelle il faut attirer l'attention : la difficulté de rapprocher les bords aponévrotiques de l'éventration. A côté des moyens classiques, fils séparés qu'on serre progressivement sur toute la ligne, qu'on laisse, puis qu'on reprend ensuite jusqu'à rapprochement suffisant, rappelons la suspension en masse avec un gros fil métallique temporaire permettant mieux les tractions latérales, préconisée par M. Condamin dans l'omphalectomie, le double surjet en lacet de corset de Condamin (Congrès de Genève, 1896), la libération des muscles droits et de son feuillet aponévrotique superficiel sur leur bord externe (Pozzi). Il faut enfin ramener les cuisses du malade sur son bassin et faire fléchir le buste en avant de manière à relacher la tension des parois.

On voit bien, de par l'énumération des difficultés signalées, de par l'étendue de la brèche opératoire, la longueur et la gravité de cette cure radicale des grosses éventrations. Si bien que c'est à se demander, comme nous le faisait justement remarquer M. Condamin, s'il ne vaudrait pas mieux, au lieu de temporiser avec des bandages, des ceintures, au lieu d'attendre que la hernie ne devienne véritable éventration, opérer tout de suite et d'une façon systématique. Il faut être bien persuadé de deux choses : 1° que toute hernie ventrale, consécutive à l'emploi du Mikulicz, marche fatalement à l'éventrement sur toute l'étendue de la cicatrice et distend de plus en plus son anneau ; 2° Qu'une éventrectomie est d'autant plus grave qu'elle est plus étendue, qu'on laisse voir le jour, au cours de l'opération, à une plus grande surface d'intestin. M. Lucas-Championnière, dans son *Traité de la cure radicale des hernies*, conseille, au sujet de l'éventration, l'opération précoce. C'est ce que fait depuis longtemps M. Condamin ; les opérations abdominales avec Mikulicz seraient pour lui des opérations en deux temps. Pour lui, et nous souscrivons entièrement à ses idées, toute opération abdominale doit se terminer par la restauration intégrale du ventre. Il suffit, et nous le répétons ici, de mettre des Mikulicz petits, et de faire les opérations de restauration précoces.

Il faut donc ne jamais renvoyer des malades avec des éventrations naissantes, il ne faut pas considérer cette éventration consécutive au Mikulicz comme une chose imprévue avec laquelle on doit pactiser, mais comme un inconvénient à évolution fatale auquel on était décidé à parer. Il faudrait que, dans la mentalité du chirurgien, cette deuxième opération : cure radicale de l'éventration fût aussi nette et décidée, que la cure secondaire d'un anus contre nature après la levée de l'obstacle intestinal. Il faut donc, si, au moment du renvoi, le malade n'a pas encore d'éventration, le prévenir de ce qui peut arriver, de ce qui arrivera à peu près fatalement, de l'apparition d'une hernie au niveau de la cicatrice et l'engager à revenir dès les premiers temps, car il ne fera qu'augmenter la gravité de l'opération, permettez-moi le mot, orthopédique, en attendant davantage. C'est par là que nous tenions à terminer.

CONCLUSIONS

I. Le drainage abdominal dit à la Mikulicz doit être considéré non comme l'idéal mais comme un mal nécessaire.

II. Consécutivement à l'emploi de ce mode de drainage, on a constamment de l'éventration.

III. Cette éventration présente d'ordinaire des inconvénients dus : 1° à la hernie ; 2° au manque de soutien de la paroi : sphanchnoptose

IV. L'emploi de ce Mikulicz doit être restreint autant que le comporte cet inconvénient post-opératoire, il doit être remplacé dans la mesure du possible par le Mikulicz vaginal.

V. Le volume du Miculicz doit être limité. Quelques mèches de gaze iodoformée, un drain entouré de gaze peuvent suffire.

VI. Ces éventrations doivent être opérées d'une façon précoce. La gravité de l'opération étant en rapport avec la largeur de l'éventration et ces hernies ayant une évolution progressive fatale. La seule opération dont sont justiciables ces éventrations naissantes, est la cure radicale.

VII. Une fois largement constituées, ces éventrations réclameront un traitement qui ne peut être univoque. Les indications thérapeutiques se tireront de l'âge du malade, de sa condition sociale, de la forme de cette éventration et de la façon dont elle est supportée. Suivant le cas, on s'arrêtera à l'un de ce ces trois modes de traitement :

Bandages. Ceintures élastiques ;

Opération orthopédique (opération de Simon) ;

Cure radicale.

BIBLIOGRAPHIE

BRENANS, thèse de Lyon, 1894.

BONAVITA, Pathogénie, prophylaxie et traitement des éventrations post-opératoires (thèse de Lyon, 1895).

BERGER, Traité de chirurgie.

Bulletin de la Société de chirurgie, 1885, 1886, 1887. Discussions sur le drainage.

CANGE, thèse de Paris, 1895-96.

CONDAMIN, De l'omphalectomie et de la suture à trois étages dans la cure radicale des hernies ombilicales (Arch. prov. de chir., Paris, 1892).

— Province médicale, 1895.

— Congrès de Genève, 1896.

CRUVEILHIER, Anatomie descriptive.

FABRE, Annales de gynécologie, 1893.

GOULLIOUD, Lyon médical, 1892.

— Lyon médical, 1900.

GLÉNARD, De l'entéroptose.

LABADIE-LAGRAVE, Gynécologie.

LA TORRE, Congrès de Genève, 1896.

PONCET, Congrès de chirurgie (Paris, 1899).

POZZI, Traité de gynécologie.

— Congrès français de gynécologie.

— Revue de gynécologie et de chirurgie abdominale (mars 1901).

PERRIER, D'un procédé de drainage péritonéo-vaginal pouvant remplacer le Mikulicz abdominal (th. de Lyon, 1901).

TOURNEMELLE, Des éventrations post-opératoires. Causes et traitement (th. de Paris, 1901).

TABLE DES MATIÈRES

Lyon — Imp. A. REY, 4, rue Gentil. — 29574